LA CHIMIATRIE

EN SUSPICION AUPRÈS DES SIENS

PAR

LE DOCTEUR LEBOUCHER.

Bien mal acquis ne profite jamais, a-t-on dit. C'est ce que la chimie va nous prouver aujourd'hui. On lui fait jouer un rôle grave dans tant de choses qui ne sont pas de sa compétence, pourquoi donc ne l'emploierais-je pas à prouver la vérité des vieux proverbes? Laissez faire, et vous verrez que bientôt, après avoir tout prouvé en médecine, après y avoir régné en souveraine absolue, on s'en servira pour prouver les mathématiques. On l'a trouvée bonne pour expliquer certains phénomènes de l'organisme vivant, et l'on n'a pas tardé à se demander si la guérison de divers états morbides ne pouvait pas aussi s'expliquer chimiquement. Ceux-là même qui avaient beaucoup ri de la matière peccante n'ont guère tardé à lui faire jouer de nouveau un rôle important. S'ils ne le disent pas tout net et tout haut, cela ressort manifestement de leurs idées théoriques. Car, en fait, il faut des molécules à la chimie, et vraisemblablement on ne lui fait pas attaquer des molécules saines pour guérir une maladie. Il faut donc qu'elle attaque des molécules malades; qu'elle les dépouille de leur élément morbide; qu'elle leur cède un équivalent sain, afin que l'organe, chimiquement malade, redevienne chimiquement valide. Mais qu'est-ce que c'est qu'une molécule morbide, si ce n'est une matière peccante? Il n'y a donc eu de changé que le mot. C'est ainsi pour beaucoup de choses nouvelles.

On a voulu, tout récemment, faire admettre l'amalgame de virus syphilitique ; nous avons eu le ferrate, peut-être même l'hypoferrate, le ferrite et l'hypoferrite de chlorose ; j'ai conseillé la création du chinate miasmatico-splénique ; je conseille maintenant celle de l'iodate de strume, de l'iodure de goître, du psoride de soufre, etc., etc. Car, enfin, si, jusquelà, on n'a pas donné ces noms, il est bien temps d'y venir pour mettre un peu d'ordre et de bon sens dans tous ces nouveaux composés pharmaco-organiques. On pourrait aller loin, sans s'arrêter, dans cette voie. La mine est riche, les trésors abonderaient. Ce que c'est que la fécondité d'un principe quand le génie s'en mêle ! La chimie recèle des filons inépuisables pour qui sait les exploiter.

Mais, hélas ! comme elle est aussi de ce monde où les plus belles choses ont le pire destin, ne voilà-t-il pas que ses plus hardis défenseurs, que ses plus loyaux serviteurs, commencent à se rendre coupables de félonie à son égard ! Son autorité décline ; la vénération qui l'entourait se meurt. Nous allons assister au commencement de la chute de son empire sur la thérapeutique.

On lit dans le *Journal des connaissances médico-chirurgicales* du 15 février 1852, un petit article intitulé *de l'Action des métaux dans le traitement de la chlorose*. Cet article est relatif à une théorie nouvelle sur l'action des métaux dans l'économie, publié dans la *Presse médicale belge* par M. Hannon. Or, celui-ci a cru pendant longtemps, avec *tout le monde*, dit l'auteur de l'article (ce tout le monde est peut-être un peu compréhensif, mais n'importe ! il ne faut pas chicaner les bonnes intentions), il a cru, dis-je, avec tout le monde, que le fer et le manganèse, prescrits dans la chlorose, étaient assimilés et formaient directement une combinaison organique en s'unissant aux éléments de l'hématosine. Mais M. Hannon a changé d'opinion depuis qu'il a également guéri la chlorose, affirmet il, avec le plomb, le cuivre, le bismuth. Dans certains cas, ces métaux ont guéri là où le fer et le manganèse avaient échoué. M. Hannon pouvait, depuis bien longtemps, savoir par l'homœopathie, s'il l'eût voulu, que des états morbides nominalement semblables chez des sujets différents exigent assez souvent des médicaments différents aussi. Mais passons : tous les médecins ne sont pas obligés de savoir que l'homœopathie n'est pas une bêtise. N'ont-ils pas d'ailleurs pour eux l'autorité? comment n'auraient-ils pas raison? Lisez plutôt les jugements de l'infaillible Académie. Donc M. Hannon convient que, puisqu'il n'y a ni plomb ni bismuth dans l'hématosine, il faut bien que celle-ci ait été réparée par un autre moyen que par une combinaison avec le médicament. Ainsi, continue l'auteur de l'article, le sang a récupéré du fer sans que le fer ait été administré, et sous la seule influence du plomb, ou du cuivre, ou du bismuth, introduit dans les voies digestives.

Ainsi donc, ce qui cause ici l'étonnement, c'est de voir l'organisme récupérer du fer sans qu'on lui ait administré du fer. Je ne demande pas mieux que de m'étonner aussi ; je crierai même au miracle si l'on veut, pour peu qu'on ne me demande pas d'y croire. J'aime mieux penser qu'il y a quelque part dans les fonctions de nutrition un rouage quelconque suffisamment lésé pour faire obstacle aux nécessités de l'assimilation. Laissons faire la science, elle finira bien un jour par nous signaler la touche muette ou discordante.

C'est apparemment aussi la pensée de M. Hannon; car, au lieu de croire encore à l'assimilation et à la combinaison directe du fer ou du manganèse avec les éléments de l'hématosine, il aime mieux croire que l'homme et les carnivores s'assimilent l'hématosine des herbivores. Il croit, je ne dirai pas avec tout le monde, car, en toutes choses, il y a toujours des divergents, mais avec beaucoup d'autres, que les végétaux seuls peuvent former leurs éléments organiques de substances inorganiques ; ils puisent dans le sol et dans l'air des métaux, des gaz, avec lesquels ils forment les tissus de leur organisation ; tandis que les animaux ne peuvent se nourrir que d'aliments d'origine organique.

Qu'il en ait conscience ou non, M. Hannon se montre ici fidèle à l'universelle loi de la série. Il nous montre une des petites faces de cette grande loi d'échange à l'aide de laquelle se maintient l'équilibre des mondes. En effet, la statique de la vie générale nous montre partout l'échange comme l'artisan qui crée à chaque instant les anneaux de la chaîne matérielle qui relie entre eux tous les êtres de la création. C'est un cyclope travaillant sans cesse à reforger les chaînons qui peuvent se rompre çà et là dans le travail gigantesque de la nature. Interrogez sur ce point les physiologistes, les chimistes, par rapport aux phénomènes de la respiration ; les météorologistes, sur les phénomènes de la pluie, des orages, des sources et de la végétation. Cherchez le rapport qui peut exister entre la culture, le déboisement et la climature d'une zone quelconque. Partout on vous répondra : L'échange. C'est par lui, en effet, que le produit d'une fonction sert au travail d'une autre fonction, que celle-ci fournit aux besoins d'un être, sert de lien entre l'infiniment grand et l'infiniment petit.

Mais quelles conséquences pratiques pourrait-on tirer de ces faits qui résultent de l'observation et des théories qui les lient entre eux par rapport à la chlorose? D'abord la nécessité de savoir quels sont les végéraux et les animaux qui assimilent le plus de fer, les uns directement, les autres par l'intermédiaire des végétaux. Cette connaissance bien acquise, ne serait-il pas convenable de modifier le traitement des chlorotiques? Je suppose d'abord qu'on a fait un diagnostic irréprochable, qu'on n'a appelé chlorose que ce qui est bien réellement la chlorose. Ne serait-il pas alors convenable, au lieu de prescrire routinièrement et immodérément l'usage du fer, de prescrire, au contraire, comme régime alimentaire, l'usage des végétaux qui contiendraient en plus grande quantité ce que M. Hannon appelle *hématosine végéta'e*; ensuite, et surtout, l'usage journalier de viandes provenant d'animaux ayant au plus haut degré la faculté d'assimiler l'hématosine végétale? On pourra me demander peut-être pourquoi, choisissant pour mes malades les viandes les plus riches en fer, je conseille néanmoins l'usage des végétaux le plus propres à assimiler ce métal. Voici ma raison. D'abord, en bonne hygiène, la variété dans les occupations, dans les plaisirs, dans l'*alimentation*, devrait être de règle. Ensuite je suis convaincu que l'homme, fait omnivore par la nature, ce qui donne la raison de la nécessité de varier l'alimentation, je suis convaincu, dis-je, qu'il partage avec certains animaux la propriété d'assimiler directement l'hématosine végétale sans que celle-ci ait passé par un laboratoire intermédiaire. Ainsi, l'homme, à titre d'omnivore, possède une puissance digestive qui a parfois besoin de s'exercer directement sur chacun des trois règnes.

On m'accordera, je suppose, ces différents points; mais on m'objectera que l'estomac d'une chlorotique est, en général, un mauvais ouvrier qui succombera sous le poids de la besogne que je lui crée. On me dira que le sang, si pauvre chez cette espèce de malades, est tout à fait impropre à fournir à l'estomac les sucs nécessaires à une bonne digestion. D'accord; j'accepte l'objection, et je vais tâcher d'y répondre. Il est vrai que l'estomac d'une chlorotique fonctionne mal, et qu'il serait très-maladroit de le forcer à un travail au-dessus de ses forces, sous le prétexte qu'il faut fournir au sang appauvri des éléments réparateurs. C'est une question de temps et de moyens. Nous procéderons donc graduellement, et nous mettrons notre malade dans les conditions les plus propices; c'est-à-dire que, sachant combien l'air pur et vif active, en général, les fonctions physiologiques; combien la lumière a d'influence sur la peau; combien l'exercice est favorable aux muscles; combien ces différentes conditions se prêtent d'appui l'une à l'autre, nous ne négligerons jamais de les mettre en pratique. Ce que je résumerais ainsi : aux chlorotiques, *nourriture spéciale, air pur et gymnastique*. Je ne doute pas que le succès ne vînt confirmer cette idée. Mais rendons justice à ce qui a déjà été fait dans ce genre. Je n'ai pas l'ignorante fatuité d'avoir fait là une découverte. Je donne un résumé de ce qui a été dit, et beaucoup mieux; je le répète, parce que je crois que c'est encore une de ces choses qu'on ne saurait trop redire. Je sais qu'on a recommandé le vin de Bordeaux, les viandes grillées, l'exercice... peut-être d'une manière trop vague. Ce qu'on n'a pas assez recommandé, c'est la gymnastique. Ce qu'on a trop pratiqué, ce dont on a beaucoup abusé, c'est du fer. On a trop compté sur la chimie, pas assez sur la force vitale. Pourquoi toujours du fer ? et pourquoi tant de fer, malgré l'inutilité souvent patente ? Parce que l'analyse chimique du sang accuse la présence du fer dans le *cruor*. Mais, dans la maladie qui nous occupe, ce n'est pas le principe colorant, ni, par conséquent, le principe fer, qui est en défaut. Partout où il y a des globules, il y assez de fer. Ce qui fait défaut, c'est la quantité relative des globules sanguins par rapport aux autres éléments du sang. Il ne s'agit donc pas d'ingérer dans le torrent circulatoire un des principaux éléments de la coloration du sang, pour que, par cela même, il se forme une nouvelle quantité de globuline. Ce qu'il faut, assurément et avant tout, c'est rendre à l'organisme le ton nécessaire à l'accomplissement de ses fonctions intimes ; c'est rendre à ces dernières ce qui leur manque pour fournir au principal élément réparateur de l'organisme les matériaux nécessaires au perfectionnement des globules sanguins. Je crois que le fer est rarement le moyen le plus convenable, aussi bien que le manganèse, le cuivre, le plomb, le bismuth. Cherchez les indications, et l'homœopathie vous donnera le moyen de les remplir.

Faut-il cependant compter beaucoup sur les moyens médicaux ? Ce que j'ai dit précédemment du régime peut me dispenser de m'étendre sur ce point ; ce ne serait qu'une vaine prolixité. Je ne voudrais cependant pas être accusé d'être un diététiste ; mon amour pour le régime n'est pas à ce point exubérant. J'aime à ne prendre de celui-ci que ce qu'il a de réellement opportun ; c'est pourquoi je repousse les généralités dans ce genre : elles sont trop voisines des banalités. Mais je confesse ici ma conviction profonde : c'est que le régime dont j'ai parlé, suivi en entier et religieusement, suffirait à la majeure partie des exigences de l'état chlorotique. Malheureusement, si nos malades aiment beaucoup nous consulter, ils aiment plus encore ne faire que la moitié ou le quart de ce que nous leur conseillons ; ce qui ne les empêche pas d'être assez justes pour nous accuser des insuccès et des longueurs dans le traitement. J'avoue, d'un autre côté, que, pour beaucoup, la chose est impossible. Est-ce contre le malade ou contre sa position qu'il faut conclure dans ce cas?

Revenons maintenant à M. Hannon. Comme il a rejeté l'idée de l'assimilation directe du fer par l'organisme humain, vous pourriez croire qu'il rejette complétement toute explication chimique. Mon Dieu non. M. Hannon se trouve toujours à l'aise dans un organisme comme dans un laboratoire bien pourvu de tous ses ustensiles. Vous allez voir. Je cite : « Mais il s'agit de savoir comment les végétaux, qui ne concourent pas à la formation du principe colorant du sang, deviennent l'occasion d'une réparation de ce principe, et comment le plomb, le bismuth, le cuivre, remplissent aussi bien cet office que le fer.

« Pendant l'acte de la digestion, il se forme du sulfide hydrique qui, en réagissant sur les composés ferreux et manganeux contenus dans les intestins, les transforme en sulfures et décompose ainsi l'hématosine de nos aliments, de manière à lui enlever son fer et son manganèse. Or, cette décomposition a surtout lieu dans la chlorose, qui prédispose singulièrement à la formation du sulfide hydrique dans l'intestin. Le meilleur moyen de produire cet effet est d'administrer un métal non toxique, susceptible de former, avec le soufre du sulfide hydrique, un sulfure insoluble. Eh bien! cette propriété appartient au bismuth, au plomb, au cuivre, aussi bien qu'au fer et au manganèse. »

L'auteur de l'analyse du livre de M. Hannon, qui me fournit ces données dit, et je suis charmé de rencontrer cette opinion : « Cette nouvelle théorie de l'action du fer dans la chlorose mérite d'être examinée, *bien qu'il faille toujours se défier des opérations chimiques qui se font dans la cornue humaine qu'on appelle l'estomac, et dans le serpentin qui lui fait suite.* »

Voilà donc la réaction qui commence contre l'engouement des explications chimiques. Tant mieux. Mais vous verrez, pour peu qu'il y ait continuité, cette réaction dépasser, comme toujours, les limites du juste et du vrai. En sorte qu'après avoir tout attribué à la chimie, on finira par lui refuser même sa juste part. Je n'en serais pas surpris. C'est l'ordinaire méthode des esprits simplistes.

Enfin, le critique de ce livre, après avoir exprimé la crainte que quelqu'un des composés du cuivre et du plomb n'agît d'une manière toxique par sa solubilité, ne fût-ce qu'à l'état naissant, termine ainsi : « Sans rejeter absolument les vues de M. Hannon, qui peuvent éclairer les points encore obscurs du traitement de la chlorose, on s'en tiendra encore, jusqu'à plus ample informé, aux vieux moyens tels que le fer, ou au manganèse, qui ne fait encore qu'entrer sur la scène, mais avec d'assez bons certificats, et l'on y ajoutera le bismuth, qui convient, comme nous l'avons expérimenté, à pas mal d'estomacs chlorotiques et gastralgiques, *on ne sait comment*, il faut bien l'avouer. »

Que ne le demande-t-il à l'homœopathie? Il verrait que tout médicament qui guérit bien une maladie a la propriété de produire des symptômes analogues à cette même maladie; par conséquent des lésions de différents ordres, analogues à celles de la maladie qu'il peut guérir ; que, de plus, il guérit, si l'on veut bien, à des doses assez minimes pour qu'il ne soit pas possible d'en chercher l'explication dans les affinités chimiques.

L'absence d'une théorie convenable de l'action des médicaments, à côté des immenses découvertes de la chimie, a fait chercher dans celle-ci des explications trop souvent illusoires, on commence à le sentir. Mais si, après les déceptions inévitables d'une telle manière de voir, on refuse cependant toujours d'entrer sur le terrain de l'homœopathie, je me demande à quel genre d'explication on recourra. Reviendra-t-on en arrière? et, si on ne le fait pas, qu'inventera-t-on? Je dirai plus : vînt-on même à l'homœopathie, qu'on n'aurait pas pour autant trouvé l'explication théorique de l'action des médicaments. Car je ne suppose pas qu'on voulût s'en tenir à ce qu'en a dit Hahnemann. Eût-elle quelque chose de vrai, ce que je conteste, qu'elle ne serait encore que l'explication ingénieuse plutôt que sérieuse du cas particulier d'un médicament mis en présence d'une maladie dont les symptômes pathogénétiques sont analogues aux siens. Ce ne serait pas encore une théorie de l'action générale des forces de la vie applicable à tous les phénomènes de celle-ci. Pour moi, du moins, une théorie thérapeutique ne peut pas être seulement un moyen habile d'expliquer le mode particulier d'action des médicaments jetés dans le mouvement organique. Une théorie pareille ne peut pas se contenter d'explications rendant plus ou moins compte du fait immédiat. Elle doit être quelque chose de plus.

Une telle théorie ne peut être vraie, ne peut faire avancer d'un pas la science médicale, si elle ne rend en même temps raison et des phénomènes physiologiques de la vie et des phénomènes pathologiques et thérapeutiques. A ces caractères seulement on peut lui reconnaître une valeur et lui donner le droit de cité dans la république des sciences. Mais qu'on ne vienne pas nous importuner l'intelligence avec ces petits bouts d'imagination qui n'expliquent qu'un cas tout particulier d'un fait beaucoup plus général, ou qui vont chercher dans une science radicalement différente des explications dont le moindre défaut consiste à laisser d'abord de côté le principal facteur du problème à résoudre : je veux dire la vie.

Je voudrais voir le corps homœopathique, si bien réuni maintenant en faisceau, s'occuper de produire ce *desideratum* général qui fait tant défaut à tous ceux qui ne peuvent se contenter de parcourir le grand livre de la science médicale pour en trouver les pages jonchées de faits précieux à tous les titres, mais presque inutiles, faute d'un art qui les mette à leur place réciproque, qui les groupe de manière à donner à l'intelligence cette immense satisfaction qu'elle éprouve toujours en face de l'ordre et des détails bien coordonnés. Faute d'un lien qui donne la vie à tous ces faits maintenant isolés, ils me font l'effet de la statue de Pygma'ion avant qu'il eût trouvé le secret de l'animer. Les pages du grand livre de la science me paraissent autant de petits chemins tracés au hasard dans un riche pays, et manquant d'une artère principale qui leur communique la vie en les mettant en rapport ; et tous ces faits isolés sont pour moi une magnifique corbeille de diamants qui perdent presque tous leurs feux faute de métaux précieux pour les enchâsser par groupes artistement combinés. Ils ne sont que de belles pierres, ils pourraient être de brillantes étoiles.

Voilà l'œuvre à accomplir ; tâchons d'en être les artistes, maintenant que nous avons pu réunir tout ce que l'homœopathie compte ici d'hommes supérieurs. Je sais que plusieurs y travaillent, mais ce ne serait pas trop du concours de tous.

Je demande pardon de cette boutade, dictée par une bonne intention, et je poursuis.

Le médicament est un modificateur comme l'aliment, à **un** autre titre seulement ; mais, au lieu que celui-ci sollicite l'action organique dans le sens de son type, dans l'application et le développement de sa loi, le médicament (je le suppose ici agissant dans un organisme sain) sollicite aussi l'action organique, non plus dans le sens de son type, mais bien à des dérogations plus ou moins profondes, plus ou moins nombreuses de ce type. De ce que le résultat est si différent, si opposé, faudrait-il pour cela s'évertuer à chercher une explication différente ? Je ne le crois pas. C'est toujours la force vitale qui met en jeu nos organes, dans un cas comme dans l'autre. La force vitale n'agit pas d'un côté et la force médicamenteuse ou la force morbide de l'autre. L'instrument est modifié, le moteur pousse l'instrument comme s'il n'était pas changé, mais le produit n'est plus identique. Le rayon de lumière qui rencontre une glace est dévié ; mais, dans sa nouvelle route, il ne continue pas moins d'être porté par les vibrations de l'éther, comme à son origine, lorsqu'il était lancé directement dans l'infini. C'est toujours l'éther et le produit de sa fonction, la lumière : la fonction de l'éther a été modifiée par l'accident glace. Dans le premier cas, la lumière m'éclairait merveilleusement ; dans le second, elle me brûle les yeux. De même, l'accident médicament a pu dévier la force vitale, qui, au lieu de donner un produit capable de réparer mon organisme, de le faire jouir du bien-être de la santé, tend, au contraire, à détruire une substance qui m'est utile, ou bien en crée une tout à fait hétéromorphe et nuisible à l'intégrité de mon être. Encore la même chose pour le faisceau de lumière qui doit m'éclairer, s'il rencontre un diaphragme noir, ou tout autre qui lui soit imperméable : au lieu d'avoir le jour, je n'ai que l'obscurité. La lumière pourtant n'a pas changé de nature, elle a été seulement déviée de sa route vraie, ou accidentellement supprimée dans un point. C'est, vraisemblablement, ce que Hahnemann voulait exprimer par ces mots : *désaccord de la force vitale.* Si ce n'est pas cela, je ne le comprends pas. Il m'arrivera encore de revenir sur ce sujet, car je tiens surtout à prouver qu'il n'y a pas à la fois, dans l'organisme, une dualité qui s'appelle force vitale et force morbide. Il y a unité, et cette unité est constituée par la force vitale, qui est susceptible d'un double essor : l'un direct, dans le sens du type de l'organisme ; l'autre inverse ou dévié, c'est-à-dire modulant, dans le sens imprimé par les accidents aux ressorts de l'organisme. Il peut y avoir, et il y a en effet, une dualité de mouvements ; mais il n'y a qu'un seul moteur.

Il faut absolument remonter jusque-là pour comprendre quelque chose à cette infinie variété des mouvements de la vie, pour se reconnaître dans le dédale de faits pathologiques ; car les descriptions des lésions, les caractères des formes, ne peuvent pas être tout dans cette branche des connaissances médicales ; il faut encore remonter à un lien qui les enchaîne les unes aux autres, s'il est vrai qu'elles ne naissent pas au hasard de la fantaisie des causes déterminantes. Trop d'individualités, soumises aux mêmes chances, échappent aux coups qui en atteignent seulement quelques-unes, pour qu'une certaine disposition, un certain moment de l'organisme, une véritable opportunité, ne doivent pas être invoqués. Et puis, que devient l'unité qui préside à toutes les œuvres de la création, si l'on vient à considérer chaque fait comme isolé, comme absolument indépendant, n'ayant d'autre règle et d'autre loi que le seul fait d'être ? Non, chaque lésion, que nous puissions ou non remonter jusqu'à son origine, déterminer ses rapports, son point de départ et sa fin, ne peut être considérée que comme une des innombrables modulations de notre organisme, consonnante avec d'autres états pathologiques, dissonante avec le jeu physiologique de l'organisme ; mais n'ayant toujours, et dans tous les cas et pour toutes les variétés de mouvements, qu'un seul et même moteur : la force vitale.

Il me paraît donc hors de doute, et, pour moi, c'est une conviction absolue, qu'il n'y a pas à la fois, dans l'organisme une force vitale qui préside aux mouvements normaux ou physiologiques et une force morbide qui régit les mouvements anormaux ou pathologiques. Comment donc vouloir se contenter de cette théorie qui prétend expliquer le jeu du médicament dans l'acte de la guérison en supposant que la *virtualité médicamenteuse* prend la place de la maladie, et que, la première étant plus forte, mais ayant une durée d'action fort limitée par rapport à la seconde, l'organisme en triomphe bientôt et opère ainsi la guérison ? Certes, si alors la maladie s'en va, ce n'est pas toujours bien loin, car souvent elle reparaît. On peut bien croire alors qu'elle n'a fait que se cacher dans un petit coin, comme un voleur prêt à ressaisir sa proie quand la surveillance disparaît. C'est là, vraiment, il faut bien en convenir, un jeu d'esprit fait pour plaire aux gens du monde, mais auquel un médecin sérieux n'a jamais cru. Cela peut être bon comme article de foi, mais non comme preuve de science. Qu'on ne croie pourtant pas que je veuille faire ici le procès à l'idée de Hahnemann ; lui même s'en est chargé. Il écrivait son immortel *Organon*, et, au milieu de l'ardeur de la composition de son œuvre, il arriva que son imagination vint à jeter, sous le courant de sa plume, cette hasardeuse témérité que sa raison se hâta tout aussitôt de châtier (1). Il le fit en des termes qui ne permettent pas de croire qu'une mûre réflexion ne lui eût pas fait effacer toute trace d'une explication si insuffisante ; lui surtout qui ménageait si peu ses coups aux malheureuses théories. D'ailleurs, ce n'est pas enlever le moindre fleuron à sa couronne de gloire ; car, s'il est vrai de dire qu'il n'a pas lié son œuvre par une théorie, il n'est pas moins permis d'affirmer que celle-ci réside en germe

(1) *Organon*, proposition XXVIII, p. 117. Troisième édition, 1845.

dans ce qu'il a si sagement dit de la maladie en l'appelant un désaccord de la force vitale. Qui sait, d'ailleurs, ce que nous aurions trouvé dans la dernière édition de son *Organon*, si une main, par trop pieuse sans doute, n'eût empêché de lui donner le jour?

Je ne comprends pas qu'il faille, pour expliquer les désordres organico-fonctionnels, recourir à une cause différente de celle qui met en jeu les mouvements réguliers, c'est-à-dire conformes au type de chaque organisme (1). Il me paraît évident qu'un rouage venant à être dérangé, ce n'est pas une raison pour croire que tout aussitôt un moteur étranger s'est introduit dans le corps et y séjourne de par le droit de la force, jusqu'à ce qu'une troisième force, un médicament, vienne d'une manière truculente anéantir l'intrus. Le médicament n'est pas un gendarme ou un policeman chargé d'empoigner le délinquant. J'aimerais mieux encore les théories par trop chimiques. Est-il davantage besoin d'admettre la permanence des causes pour admettre les maladies chroniques? Ici encore, je me déclare incrédule : une cause de maladie n'est jamais permanente d'une manière absolue. Je sais bien qu'on va me citer les endémies, les affections propres à telles conditions sociales ; mais on peut toujours soustraire l'individu aux fâcheuses conditions de son milieu. Après cela, si la maladie persiste, faudra-t-il, pour autant, conclure que le malade emporte sous sa peau les conditions endémiques ou sociales qui l'ont plongé si avant dans la souffrance? Il peut y avoir des gens assez forts pour le croire; je n'ai pas, pour mon compte, une foi si robuste; j'aime mieux essayer de me rendre autrement compte du sens des faits. Ce sont des questions qui méritent l'attention, et qu'une étude de la psore pourrait fournir à quelqu'un l'occasion de discuter.

Si l'on veut bien me pardonner pour un instant le ton dog-

____

(1) Ces lignes étaient écrites quand le hasard a mis sous mes yeux cette opinion de Van Helmont : « La même cause qui détermine les actions dans l'état de santé produit aussi les mouvements contre nature. » (*De Febrib.*, p. 741.)

matique, je dirai donc : Point de causes antagonistes dans l'organisme, mais des effets opposés dans le sens d'une rivalité dont tous les efforts tendent au même but, la conservation du type primitif : voilà la physiologie. Une double série d'effets en rivalité pareille entre eux, mais divergents avec les premiers par rapport au but, qui est pour les seconds la transformation et la destruction du type : voilà pour la pathologie. Synergie d'efforts entre le médicament et la maladie, pour forcer les éléments conservateurs du type à lutter avec plus d'ardeur pour redresser les déviations du mouvement. Y a-t-il là de quoi nécessiter la présence d'un agent moteur pour des mouvements différents dans le même organisme ? En un mot, je demande s'il faut une vapeur spéciale pour imprimer à la locomotive les mouvements de recul, une autre pour la faire éclater, une autre pour vaincre l'obstacle d'une surcharge ou la difficulté d'une rampe. On sollicite un peu plus la même en chauffant davantage, voilà tout.

Je ne conçois donc pas qu'une théorie puisse avoir de valeur réelle, d'influence sur les développements de la science, si elle ne rend compte également et des phénomènes physiologiques, et des phénomènes pathologiques, et des moyens de redresser les déviations fonctionnelles, ce qui constitue la thérapeutique.

L'action organique normale est double : elle compose et décompose. Ces deux courants, qui entretiennent la vie, doivent se maintenir dans un certain équilibre pour donner la santé. Le travail pathologique est double aussi : il compose (exubérance organique et productions morbides) et décompose (réductions, destructions morbides). Dans le premier cas, il y a convergence d'efforts, solidarité de but, coordination de moyens, unité enfin, *consensus unus, consentientia omnia;* dans le second, il y a contrariété d'efforts, divergence de but, incohérence de moyens, duplicité d'action, lutte, par conséquent, accusée par la souffrance. Cela veut-il dire que nous avons dans notre organisme deux causes distinctes : une qui fait le bien en donnant la santé, une qui fait le mal en développant la maladie ? Non, certes. Que conclure donc ? Mais ceci : que tout organisme obéit à sa loi primitive; que, pour cela, il lui a été donné des organes pour remplir des fonctions et une force pour entretenir le mouvement. Or, la même force qui soutient l'impulsion dans le sens normal est la même encore qui la soutient dans ses déviations à la loi de l'organisme. Il ne faut pas chercher ailleurs ce qui est si simple et si près. Aussi, voyez : les mouvements physiologiques sont : dynamiques, plastiques, catalytiques ; les mouvements pathologiques donnent le même résultat; mais ces différents mouvements se traduisent ici par des exagérations en plus ou en moins, parce que, au lieu d'un équilibre régi par la loi de l'unité, il n'y a plus que de capricieuses oscillations, soumises à l'autocratie prédominante d'un organe, d'un système ou d'un appareil.

Il y a chaque jour dans l'organisme une certaine quantité d'usure à réparer, une certaine somme de matériaux impropres à désagréger, un certain nombre de mouvements orthotones à fournir. Que fait la maladie? Elle agrége, elle désagrége, et cela à l'aide d'une certaine somme de mouvements anormaux ou hétérotones, c'est à-dire discordants avec l'unité. Quels sont ses moyens d'action? Des organes, des fonctions, un moteur. Vaut-il mieux croire à un moteur étranger que croire à un désaccord organique? à une aberration du mouvement, sous l'influence d'une cause qui a pu faire dérayer le char de la vie, qu'à une déviation de sa loi, qu'à une dérogation à son type?

Que viendrait donc faire ici la chimie, surtout la chimie grossière de M. Ed. Robin et de ceux de la même école? Est-ce en formant de nouveaux agrégats à l'aide d'équivalents qu'on expliquera l'influence subite d'une trop grande joie; la fureur, le besoin de vengeance causés par un mot; la jalousie la plus délirante allumée par un regard? Est-ce en décomposant ou en surcomposant les agrégats organiques par la soustraction ou l'addition de nouveaux atomes qu'elle expliquera la curation d'une fièvre ou d'une forme morbide tout autre, d'une névrose, par exemple, surtout quand la cure s'opère à l'aide d'un infiniment petit homœopathique?

Hélas! hélas ! quel vertige a donc pu s'emparer de certaines têtes pour les porter à ne voir partout dans notre organisme que syphons, cornues et menstrues quelconques? Quel engouement pour les affinités !!! Mais, si vous le voulez bien, messieurs les chimistes, qui ne voyez les vérités qu'en atomes, soyons une bonne fois d'accord. Tout est chimie, j'en conviens avec vous ; mais aussi, convenez avec moi que tout est physique, que tout est mathématique. Mais la chimie, la physique, les mathématiques, n'expliquent pas tout ce qui se passe dans l'organisme. Prenez ces trois choses, réunissez-les, ou bien séparez-les, analysez, scrutez, pesez, calculez, ce n'est pas la vie. Il y a au-dessus de tout cela quelque chose qui s'exprime tous les jours par des faits, mais qu'on ne peut saisir dans ce qu'il a d'intime. C'est de ce quelque chose que je voudrais qu'on tînt compte dans toutes les explications. Je crois aussi à une intelligence servie par des organes, et je ne voudrais pas qu'on allât penser que c'est à cette intelligence que je fais allusion ; suivant moi, sa part est plus belle; je ne m'en occupe pas, je la laisse en dehors de mes spéculations ; c'est à l'instrument de ses manifestations que se rapporte tout ce que je dis.

Les phénomènes du monde ne peuvent s'accomplir sans qu'on y reconnaisse une fonction qui suppose un organe, sans un moteur et sans une loi. Tout est là. Si, maintenant, je querelle la chimie, c'est parce qu'elle est trop simpliste; elle ne veut voir qu'un phénomène là précisément où ils sont multiples. Voyez de la chimie partout, je le veux bien ; mais voyez-la bien, et ne voyez pas qu'elle.

Dr LEBOUCHER.

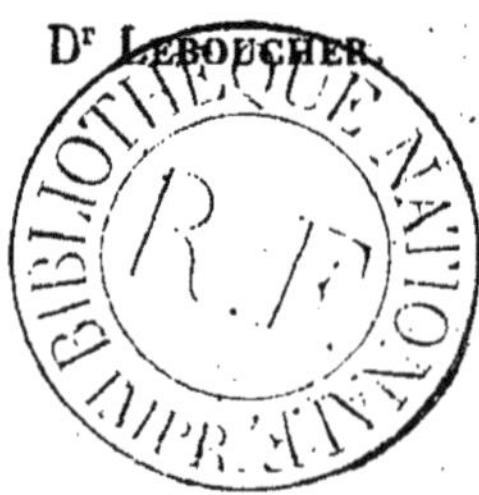

www.ingramcontent.com/pod-product-compliance
Ingram Content Group UK Ltd.
Pitfield, Milton Keynes, MK11 3LW, UK
UKHW022258070726
13613UKWH00005B/2364